Lettres inédites

des célèbres médecins

Tissot et Zimmermann

PAR

B. REBER

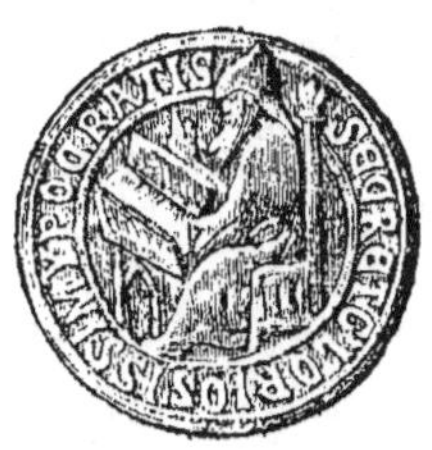

PARIS

HONORÉ CHAMPION

5, QUAI MALAQUAIS, 5

1912

Bibliothèque historique de la France Médicale

Ont paru

1. L'École de santé de Paris (1794-1809), par A. PRÉVOST, *rédacteur au secrétariat de la faculté de médecine de Paris*, in-8.

2. Guy Crescent Fagon (1638-1718), par le Dr A. CORLIEU, *bibliothécaire honoraire de la Faculté de Paris, lauréat de l'Institut*, in-8.

3. Un médecin de cour. Charles Delorme (1548-1678), par le Dr EUGÈNE BELUZE.

4. L'Eglise St-Côme et le Collège de Chirurgie, par le Dr A. CORLIEU, in-8.

5. Un amphithéâtre de dissection à Alençon en 1660, par LOUIS DUVAL, *archiviste du département de l'Orne*, in-8.

6. Les médecins de Paris de 1792 à 1794, par le Dr A. CORLIEU, in-8.

7. Notes bibliographiques sur quelques médecins et chirurgiens de la Haute Auvergne sous l'ancien Régime, par le Dr LOUIS DE RIBIER, in-8.

8. Les anciens médecins arméniens diplômés des Universités d'Italie (1700-1840), par le Dr VAHRAM TORKOMIAN, *membre de la « Société française d'histoire de la médecine »*, in-8.

9. La Dissection : notice historique, par le Dr J. REGNAULT, *médecin de la marine*, in-8.

10. Du rôle de l'anatomie dans l'art, par le Dr PAUL RICHER, *professeur d'anatomie à l'École des Beaux-Arts, membre de l'Acad. de Méd.*, in-8.

11. Vieux médecins mayennais, par PAUL DELAUNAY, *interne des hop.*, in-8.

12. Obstétrique des anciens Hébreux, *d'après la Bible, les Talmuds et les autres sources rabbiniques, comparée avec la tocologie gréco-romaine*, par le Dr SCIAPIRO, *ancien élève de l'École des langues orientales*, in-8.

13. Les anoblis de l'Empire, *médecins et chirurgiens*, par le Dr LOUIS DE RIBIER, in-8.

14. Vieux médecins sarthois, par le Dr PAUL DELAUNAY, *ancien interne des hôpitaux de Paris*, in-8.

15. Les Anoblis des Ducs de Lorraine, *médecins et chirurgiens*, par P. PILLEMENT (de Nancy).

16. Les Apothicaires de Metz. Leurs statuts, par le Dr PAUL DORVEAUX, *bibliothécaire de l'École de pharmacie de Paris*.

17. La médecine dans l'Ancienne Auvergne. Notes et Documents, par le Dr L. DE RIBIER.

18. Le médecin inspecteur Chauvel. Notice biographique, par le Dr BERGOUNIOUX, *médecin principal*.

19. Une lettre ophtalmologique de Woolhouse (1650-1730), oculiste de Jacques II d'Angleterre, à E.-F. Geoffroy (1672-1731), *de l'Académie des Sciences*, par le Dr ALBERT TERSON.

20. La famille médicale des de Jussieu et les Thèses d'Antoine Laurent, par le Dr ED. BONNET.

21. Un manuscrit de Jacques Despars, par le Dr ERNEST WICKERSHEIMER.

22. Le culte d'Esculape dans l'Afrique romaine, par le Dr RAYMOND NEVEU.

23. Droits de courtage établis à Paris au XVe siècle sur quelques marchandises d'épicerie. Documents inédits, par le Dr PAUL DORVEAUX.

24. La Crèche Saint-Gervais (11 mai 1846-15 juin 1867), par EUGÈNE BELUZE.

25. L'épicier du mystère de la Passion, publié par Achille Jubinal, par le Dr Paul DORVEAUX.

26. Le sucre au moyen âge, par le Dr Paul DORVEAUX.

27. L'enseignement des sages-femmes en Touraine, par le Dr DEBREUIL-CHAMBARDEL.

28. Esquisses et Mœurs grecques d'aujourd'hui, par le Dr ZABOROWSKI.

29. Coutumes médicales et superstitions populaires du Bocage Vendéen, par E. BOISMOREAU.

30. L'Œuvre de Bechamp (Pierre-Jacques Antoine), par le Dr Hector GRASSET.

31. Une lettre de Cabanis à Baudelaire père, par le Dr Albert TERSON.

32. De l'harmonie et usage des parties du corps humain. Traduction ancienne en vers français du Poème latin de Jean Lycée, médecin (1556), *publiée pour la première fois* par Noé LEGRAND.

33. Quelques appréciations de ces derniers temps sur Paracelse, par B. REBER.

34. L'Histoire de la Médecine et Paracelse, par H. GRASSET.

35. Statuts et Règlements des Chirurgiens des Provinces, par le Dr DE RIBIER.

36. Lettres et certificats d'un chirurgien lillois au Frère Côme au sujet de son lithotome caché, publiés par Edmond LECLAIR.

37. Etude historique et critique sur les Générations spontanées et l'Hétérogénie, par le Dr H. GRASSET.

38. Deux médecins ordinaires du Roi à Mauriac au XVIIe siècle, par le Dr DE RIBIER.

39. La Mort et le Médecin (Dialogue du poème burlesque de Maître Jacques-Jacques), publié par M. Noé LEGRAND.

40. La fontaine aux sorciers et la fontaine aux loups à Saint-Mesmin-le-Vieux (Vendée), par le Dr E. BOISMOREAU.

41. Un journaliste médical de Province avant la Révolution : Le Docteur Pierre Dorion, de Saint-Gilles (Bas-Poitou) (1722-1777), par MARCEL BAUDOUIN.

Bibliothèque historique de la « France Médicale »

Lettres inédites

des célèbres médecins

Tissot et Zimmermann

PAR

B. REBER

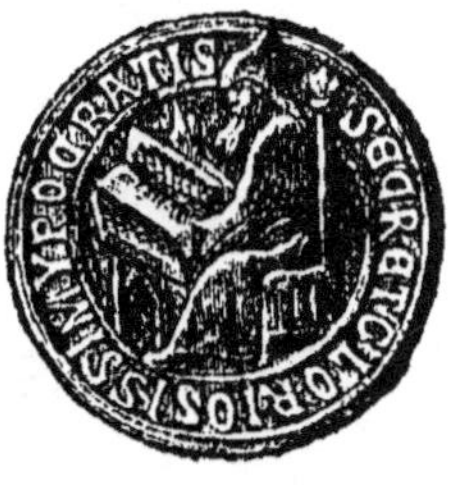

PARIS

HONORÉ CHAMPION

5, QUAI MALAQUAIS, 5

1912

Lettres inédites des célèbres méde-
cins Tissot et Zimmermann.

Ma collection de documents qui doit servir à l'histoire de la médecine, de la pharmacie et des sciences
naturelles contient une lettre de chacun de ces deux
médecins de grande réputation du xviii° siècle et de
plus une consultation princière de Tissot. Comme dans
plusieurs de mes communications, il a été question de
Zimmermaun (1) et que j'ai aussi cité Tissot (2), il
m'est très agréable d'augmenter les documents sur ces
deux savants suisses qui ont eu une si énorme vogue
que les rois et les empereurs se les disputaient.

Il ne s'agit pas ici d'une notice biographique, mais
de quelques pages écrites par eux-mêmes. Dans les
lettres surtout et, plus que dans n'importe quel autre
écrit, on entre en relation directe avec l'auteur. Il se
donne, il ouvre son cœur, il parle franchement, même
en intimité, il permet ainsi qu'on juge de son carac-
tère. Je n'ajouterai donc sur les deux auteurs qu'une

---

(1) *B. Reber, Quelques appréciations sur Théophrastus Paracelsus*. Extrait du Bulletin de la Société française d'Histoire de
la médecine. Paris, 1907.

B. Beber Ein Wort Ueber Paracelsus. Pharmac. Post, Wien
1908.

(2) *B. Reber, Quelques appréciations de ces derniers temps
sur Paracelse*, la « France médicale », 1911.

courte notice et les dates les plus nécessaires concernant chacun d'eux afin de pouvoir les classer chronologiquement.

Samuel-Auguste-André-David Tissot est né le 20 mars 1728, fit ses études à Genève, puis à Montpellier, où il devint docteur en médecine le 18 avril 1747 et s'établit alors à Lausanne (1). Il se distingua de suite par son succès dans le traitement de la petite vérole, écrit un traité : « *l'Inoculation justifiée* », en 1755. Dès cette époque sa réputation augmente constamment, ce fut bientôt une gloire universelle. Il ajouta encore plusieurs brochures pour défendre l'inoculation contre la petite vérole. Les autres publications qui le rendirent aussi très populaire et célèbre sont : « *L'onanisme ou dissertation physique sur les maladies produites par la masturbation* » et surtout « *Avis au peuple sur sa santé* ». Ce dernier ouvrage est sans contestation, celui qui a le plus contribué à répandre dans le monde tout entier le nom de Tissot. Aussi les honneurs ne lui manquèrent pas. Mais appelé comme médecin à des cours royales, comme professeur aux universités, il a tout refusé, étant assez riche et bien à son aise à Lausanne. Il a cependant cédé aux instances de l'empereur Joseph II et est allé occuper la chaire de médecine à l'université de Pavie, en 1781, à l'âge de 53 ans. Mais en 1783, au mois de juin, nous le voyons de retour à Lausanne. Ses cours se distinguaient de telle façon qu'à son départ un monument lui fut érigé. Son dernier ouvrage fut la biographie de son ami Zimmermann. Il mourut le 13 juin 1797.

Jean-Georges Zimmermann, « l'un des plus illustres médecins du xviiie siècle », dit le Dr Jourdan dans

---

(1) *Albert de Montet, Dictionnaire biographique des Genevois et des Vaudois* qui se sont distingués dans leur pays ou à l'étranger, etc. Lausanne, 1878.

son dictionnaire (1), naquit à Brugg, canton d'Argovie,
le 8 octobre 1728. Très jeune il fut recommandé au
grand Haller qui, à l'université de Gœttingue, le prit
dans sa maison et dirigea ses études. De retour à
Brugg, comme docteur en médecine, la vie de la petite
ville aigrit son existence jusqu'à la mélancolie, ce qui
eut pour résultat son livre sur « la Solitude », livre
qui porta son nom dans le monde tout entier. Encore
deux autres ouvrages le rendirent célèbre à son époque, ce furent : *l'Expérience dans la médecine* et
l'Orgueil national (Nationalstolz). Recommandé par
de Haller et Tissot, il fut nommé médecin de la
cour royale à Hannovre et bientôt anobli. S'il a montré
de grandes qualités il s'est aussi ridiculisé par sa
servilité vers les hauts et son dédain envers le simple
peuple. Du reste, de son vivant il a eu l'amertume
d'entendre toutes les vérités sur lui (Gœthe, Schlosser,
Wieland, de Knigge, Kotzebue, même de Haller et
beaucoup d'autres). Ils ne l'ont pas ménagé. Z. est mort
à Hannovre le 7 octobre 1795. J'ai lu les biographies
sur lui et d'autres remarques, ainsi que ses œuvres
principales. Il a incontestablement beaucoup de mérite.
Mais lui-même et ses adorateurs l'ont beaucoup trop
exagéré. Quand on lit ses livres sur Fréderic le Grand
et la biographie sur de Haller on se demande sérieuse-
ment si un homme bien équilibré pouvait écrire de
pareilles abominations, en pensant non seulement conserver sa grande réputation, mais l'augmenter. Le
contraire s'est produit. C'était logique. Le seul étonné
ce fut encore Z. La grande exagération chez lui dans
tout, ses louanges comme ses incriminations démesu-
rées, son état hypocondriaque prolongé, à la place d'une
réflexion philosophique une poétique mélancolie, des

(1) *A.-J.-L. Jourdan, Dictionnaire des sciences médicales.* Biographie médicale. Paris, 1825.

colères épouvantables à le rendre malade à chaque
instant, tout cela m'a surpris et je me suis souvent
demandé, si dans sa mentalité il n'avait pas quelque
chose de pathologique. Je n'ai jamais été éclairé non
plus sur le cas de la maladie de son fils. A l'université
de Strasbourg, il se distingua par son intelligence et
une bonne conduite. Bientôt après l'état mélancolique
dont il souffrait depuis l'enfance tourna en « un état
d'imbécillité complète et incurable », écrit le père à son
ami le pasteur Rengger, le 17 octobre 1785 (1). Dans
cet affreux état le fils survécut à son père encore pendant vingt-cinq ans. Il est mort après avoir supporté
son état de plus complet idiotisme et gâtisme pendant
plus de trente-cinq ans.

Exigeant qu'on témoigne à sa personne un très
grand égard, une si grande considération, Zimmermann
aurait dû mieux comprendre son devoir envers les
autres, et particulièrement pour les morts. En obser-
vant cette règle, cependant élémentaire, il n'aurait pas
si outrageusement chargé son jugement sur Paracelse,
mort depuis bientôt deux siècles et demi. Malheureu-
sement ces injustices restent et continuent à porter leurs
mauvais fruits. C'est uniquement à ce point de vue que
je l'ai critiqué (l. c.), tout en admettant que Paracelse,
comme lui, avait certainement beaucoup de bonnes
qualités. En cela ils se ressemblent parfaitement, tout
aussi bien que dans le fait que les deux étaient pleins
de défauts. Seulement Paracelse s'attachait aux pro-
blèmes de la science médicale et il est devenu aujour-
d'hui l'objet de sérieuses recherches qui mettent en
lumière ses grandes qualités durables et on remue
naturellement toujours à satiété également tous les
reproches, mérités ou non.

(1) *Edouard Bodemann, Ioham Gerog Zimmermann*. Sein Leben
und bisher ungedruckte Briefe au denselben von, etc. Hannover,
1878.

Sans doute il faut péniblement chercher ce qui chez Paracelse est bon. Son style est fatigant et ses chapitres remplis de phraséologie, de remontrances envers ses collègues qu'il traite, en général, comme de vulgaires ignorants, et surtout ils sont remplis de lui, « moi le monarque de la médecine ». Partout l'astrologie, cette antique « fumisterie », le hante. Si on veut l'appeler le réformateur de la médecine au xvie siècle, il faut bien se donner de la peine pour rassembler les fragments en sa faveur, les innovations, les propositions géniales. Ils existent, mais enfouis et cachés dans un immense amas de matériel inutilisable et gênant.

Si Paracelse s'exprime quelquefois très vulgairement et pour ses collègues toujours agressivement, Zimmermann n'enfilait pas non plus rien que des perles en fait de fleurs de réthorique. En écrivant de Paracelse « qu'il vivait comme un cochon », ce n'est vraiment pas « chic » de la part d'un collègue à velléités aussi aristocratiques que lui.

Ce jugement absurde sur Paracelse se trouve dans le livre sur l'expérience en médecine (1). Je ne tiens pas à le répéter ici. Il est plus complet et plus écrasant encore que celui que j'ai reproduit. D'un autre côté, on est agréablement surpris de constater que le traducteur français (2) croyait de son devoir de raccourcir et surtout d'adoucir beaucoup la véhémente sortie de Z. En note, le D^r Le Febvre ajoute :

« Je voulais retrancher de cet ouvrage ce portrait de Paracelse, que je ne présente même pas encore avec tous les traits de M. Z. Mais on m'a conseillé de le laisser, pour faire voir au moins à des gens prévenus

______

(1) Dr Joh.-George Zimmermann, *Von der Erfahrung in der Arzneikunst.* Zurich, 1763 et 1786.

(2) D^r med. *Le Febvre. Traité de l'expérience en général et en particulier dans l'art de guérir*, par George Zimmermann. Traduit de l'allemand. Paris, 1774.

en sa faveur,qu'il est permis de douter des merveilles de ce coryphée des alchimistes. On peut dire de lui ce qu'on a dit de Postel, que c'était l'assemblage de très grandes qualités réunies aux vices les plus odieux ; car Paracelse n'était pas sans mérite. » Ainsi agit la calomnie à travers des siècles, on ne peut plus efficacement s'en défendre et Basile a raison : il en restera toujours quelque chose.

Les titres par lesquels Z. commence sa lettre, tout aussi bien que le contenu, qui en partie s'adresse directement à la personne de M. de Haller et à sa famille ne laissent pas de doute, c'est une lettre adressée à Albert de Haller. Elle s'intercale dans la série publiée par M. le Dr Rod. Ischer (1) entre le n° 136 du 31 mars 1760 et le n° 137 du 4 octobre 1760. Datée du 30 juin 1760 elle tient à peu près le milieu. Comme Zimmermann avait vécu dans la famille de Haller, celui-ci, comme professeur à l'Université de Gœttingue, l'ayant, comme je l'ait déjà fait remarquer, pris sous sa protection et logé chez lui, il pouvait se permettre un ton familier et parler de Mme de Haller et de ses amies. Comme dans toutes les lettres de Z., dans celle-ci encore les intérêts, l'avancement, le gain, les honneurs forment ses préoccupations. Après les compliments à son « très cher et très honoré patron », il lui indique les personnes auprès desquelles son influence et ses recommandations pourraient profiter à Zimmermann. Et il faut croire que Haller s'y prêtait de bonne grâce.

Lettre de I. G. Zimmermann

Monsieur et très cher et très honoré patron

Il y a bien longtems que je n'ai eu le bonheur de m'entre-

(1) Dr Rudolf Ischer, Johann George Zimmerman's Leben und Werke. Litterarhistorische Studie. Bern. 1893.

tenir avec vous. Je ne suis, à l'exception de M. Tissot auquel je n'ai pas écrit de longtems, en commerce avec personne qui puisse me donner de vos chères nouvelles, il est naturel que je les demande à vous-même et malgré la stérilité générale de mes lettres, c'est toujours un article important pour moi.

Vivre est penser et agir chez vous : vous aurez produit sans doute depuis votre dernière lettre des choses utiles, intéressantes et désirées. La physiologie avancera ; les opuscules seront sous presse? La traduction de la pièce du marquis de Mirabeau que la Société œconomique m'a demandée et des réparations à ma maison extorquées par la nécessité m'ont fait négliger les traductions que vous m'avés fait l'honneur de me confier. Je les reprendrai dès que mes ouvriers m'auront fait la grâce de me quitter.

M. Werlhof m'a écrit du 1 juin la lettre du monde la plus obligeante et la plus gracieuse. Je vous prie, Monsieur, de lui en annoncer occasionnellement la réception, en lui témoignant combien j'y ai été sensible ; il règne dans cette lettre un ton d'amitié qui m'enchanteroit de la part de mon semblable : Jugés de l'effet qu'il doit avoir produit de la part d'un si grand homme. J'aurois été bien heureux si j'avois eu le plaisir de me voir en qualité de professeur à Göttingue rapproché de votre digne ami, mais bien malheureux aussi par l'impossibilité de *mériter* sa protection.

J'ay bien souffert de l'orage qui vient de tomber de toute part sur Monsieur votre fils. Il est triste que pour avoir éclairci un point d'histoire assés indifférent en général et très indifférent à tout ce qui n'est pas peuple, on soit regardé comme un perturbateur du repos public. Je trouve la nation suisse bien amoureuse de ses opinions et bien promte à se vanger de tout ce qu'elle veut bien caractériser d'injure. J'ay fait des imprudences bien plus grandes que M. votre fils, mais je savois aussi peu que lui que c'étoient des imprudences.

M. Ith. aura eu l'honneur de vous avertir de son retour.

Il est extrêmement content du tems qu'il a passé à l'armée du Roi de Prusse, et quoique forcé d'y apprendre à dormir en galoppant, il croit ce tems le plus heureux de sa vie, et le commerce du Roi, qu'il a vu deux fois par semaine, plus aisé et plux gracieux que celui de plus d'un B... F.

La mort de M. le Dr Majer a fait une ouverture à l'Isle ; M. Sinner de Gessenay m'a écrit hier qu'il souhaiteroit de le voir remplacé par moi. Cette idée passagère fait honneur au cœur de M. Sinner et n'empechera pas M. Knecht de succéder à M. Majer. Deux mille écus de pensions n'effaceroient pas les désagremens qu'auroit à Berne un étranger placé de cette façon. L'idée ou plutôt le compliment de M. Sinner paroitroit seul à Messieurs les Bourgeois un viol du droit de la nature et des gens.

J'espère que Madame votre épouse, de même que toute votre famille se portera bien. J'ignore tout ce qui regarde et Madame Sinner et Madame Haller. Ma mere et ma femme vous prient d'agréer avec votre chère maison leurs tendres compliments.

J'ay l'honneur d'être avec un profond respect et la plus parfaite reconnaissance.

Monsieur et très cher et très honoré Patron,

Votre très humble et très obéissant serviteur.

J. G. Zimmermann

Brugg, ce 30 juin 1760.

J'emprunte au livre de M. Ischer (1) qui, à ce point de vue, s'est donné une grande peine pour retrouver autant d'indications biographiques, les deux notices qui vont suivre. Dans les lettres qui précèdent et suivent la nôtre, il est question des mêmes personnes (Werlhof et Ith), ce qui prouve encore davantage que celle-ci fait partie de la même série.

Daniel-Rodolphe Ith, physicien (médecin de la ville) de Berne depuis 1756 à 1765 (année de sa mort).

Paul-Théophile Werlhof (1699-1767), médecin de la cour britannique à Hannovre, aussi poëte. Le grand Haller s'était chargé de publier ses poésies. En 1768 Zimmermann devint le successeur de Werlhof.

Je ne crois pas nécessaire d'augmenter les éclaircissements. Ceux qui désirent tous les détails sur Z. les trouveront dans les ouvrages indiqués. Zimmermann

---

(1) *D* *Rudolf Ischer. J.-G. Zimmermann's Briefe an Haller* Neues Berner Taschenbuch. Bern. (Les années 1903 à 1911).

et Tissot, qui encore dans nos lettres parlent l'un de l'autre, sont restés les meilleurs amis jusqu'à la mort. Nés la même année (1728), Tissot a deux ans de plus et a juste eu le temps d'écrire la très sympathique biographie sur Z. Il semble qu'ils se comprenaient admirablement ; comme ils étaient tous les deux placés et considérés très hautement, ils furent à même de se rendre services. On remarque avec quelle grande amabilité Tissot profite des occasions pour recommander son ami. Je pense que les bonnes paroles qu'on lit dans la lettre au prince de Wurttemberg ne sont pas restées sans influence sur le résultat final. Zimmermann a obtenu le poste de médecin de la cour royale de Hannovre, poste que Tissot avait refusé.

Quant aux personnages cités dans la lettre de Tissot, mes recherches sont restées infructueuses. Cependant sans connaître des détails sur leur vie, on comprend parfaitement le sens de l'exposé. Du reste tout aussi bien la lettre que la consultation resteront des documents importants sur l'histoire de la culture du xviiie siècle.

La lettre de Tissot a été adressée au prince Louis-Eugène de Wurttemberg qui séjournait en Suisse et qui s'intéressait beaucoup à la vie intellectuelle de notre pays. Nous le trouvons aussi en rapport avec Zimmermann au point de vue de la Société helvétique, se réunissant à Schinznach (1). Les deux en faisaient même partie. Mais le prince en disait : « La Société de Schinznach n'a point d'esprit » et l'année suivante Z. complétait ainsi : « La Société de Schinznach n'a point d'âme ». Je ne sais pas si le prince en a trouvé davantage dans celle dont il est question dans la lettre de Tissot qui va suivre (avec l'orthographe du temps).

____

(1) *Albrecht Rengger. Johann Georg Zimmermann's Briefe . an einige seiner Freunde in der Schweiz*. Aarau, 1830.

9 janvier 1768.

Monseigneur

J'aurois eu l'honneur de répondre plus tôt a la derniere
lettre que V. A. m'a fait celui de m'ecrire si je n'avois pas
esperé qu'en differant de quelques jours je pourrois vous
donner des nouvelles de cette Société que vous continués a
honorer de votre bienveillance et que vous voulés bien toujours regarder comme votre enfant. Elle a fait sa rentrée
aujourd'hui. J'en sors, Monseigneur, et j'en sors avec l'or-
dre exprès de mettre aux pieds de V. A. les hômages les
plus respectueux, les plus tendres, les plus empressés de
tous ses membres. Que ne puis-je rendre à V. A. l'effusion
de nos cœurs en pensant a notre Auguste fondateur et en
nous occupant, de lui. Nos cœurs serrés quand nous nous
sommes trouvé sans vous se sont dilatés et rejouis en pensant que vous voulées bien nous soutenir par vos bontés et
par vos encouragemens, nous nous sommes animés de votre
Esprit, et nous avons repris des forces en nous disant, Monseigneur, que vos bontés seroyent proportionées... a. nos
efforts. Soutenés-nous et daignés continuer a être notre
divinité tutélaire ; permettés nous meme de vous rendre
compte de tout ce qui se passe dans nos assemblées. Celle
d'aujourd'hui composée de MM. de St-Germain, Constant,
de Correvon, de Bottens, de Treytorens, de Brenles, de Bon
et moy, a eté occupée a se redonner une consistance que la
perte que nous avons fait avoit si fort ebranlée, nous avons
décidé que les assemblées seroient regulières tous les quinze
jours et quand quelqu'obstacle ne permettroit pas à M. de
Saint Germain de l'avoir chez lui, elle seroit ailleurs. M. de
Bottens nous a rapporté un fait qui nous a fait le plus grand
plaisir et qui réjouira Votre Altesse.

Nous avons plus de neige que l'année derniere et il a fait
plus froid lundi et mardi que il y a deux ans. Ce dernier
jour, une personne qui avoit eu tres froid dans les rües et
qui sentit tout le plaisir de trouver un grand feu et une
chambre chaude en rentrant ché soi, touchée de l'idée que
beaucoup de malheureux n'étoient pas dans son cas envoya
un louis neuf à M. de Bottens pour distribuer dabord a
ceux que la saison rendoit à plaindre, cet exemple publié
fut suivi dans peu d'heures par plusieurs anonymes et
MM. les Pasteurs ont eu de larges distributions de circons-
tances a faire. Le froid a heureusement beaucoup diminué
et mon thermometre qui a été a 13 1/2 au dessous de la
glace n'était ce matin qu'a deux.

Le même M. de B... a ensuite proposé si malgré la loy qui ne veut pas que nous soyons plus de douze, on ne pourroit pas la franchir en faveur d'un sujet distingué, on a accordé que oui ;pour se conformer en tout à la loy des elections qui veut que tout sujet soit premierement indiqué au commité fixé pour cela dont MM. de Bon, de Brenles et moy avons l'honneur d'etre les membres sous la Présidence de Votre Altesse, Présidence que nous vous demandons tous instamment la grace, comme une marque signalée de votre faveur, de vouloir bien conserver. M. de Bott, m'a nommé M. d'Usedone ché qui l'on decouvre tous les jours plus de qualités, et que mes deux collegues et moi presenterons a la Société ; si V. A. y consent, dès quelle m'aura manifesté ses intentions a cet égard a son plus grand loisir, puisque les objets du ressort de ce commité ne sont jamais pressés, et qu'il convient même qu'ils soyent traités fort tranquillement.

Je me suis toujours très bien trouvé, Monseigneur, de réformer mes idées sur les vôtres quand je ne pensais pas précisément comme vous sur quelques points de l'éducation de mes chères Princesses, permettez-moi cette expression ; et encore actuellement après avoir relu l'article de votre lettre qui les concerne, je trouve que vous avez raison.

Mme Wllamoz, l'anglaise, est partie pour Varsovie, il y a quinze jours ; elle m'a chargé expressément de vous présenter et à Mme la Princesse l'assurance de ses respects et de sa reconnaissance pour toutes vos bontés. La calomnie l'a poursuivie jusques à la fin et son persécuteur faisait répandre lourdement parmi quelques femmes viles qu'elle était bâtarde et qu'elle n'avait jamais épousé M. Wllamoz. Mr Vivian, je dois le nommer, en fut instruit, et eut la charité de dire à M. W. on sème tel bruit, pour qu'il éclate au moment où votre femme sera partie, et sur le champ elle porta à M. le Bourgm(estre) son extr. baptistaire et son contrat de mariage qui ont la plus grande authenticité et qui furent enregistrés dans nos registres publics. Quelques jours après son départ, son mari a demandé à M. B..., une satisfaction que celui-ci refusa ; sommé de nouveau depuis Vevray il s'y est rendu, et en est de retour sans cependant qu'il y ait eu de coups parée, dit-il, qu'ils n'ont pu convenir du choix des armes. Jusques a quand un usage odieux sera-t-il toleré ? et jusques a quand sera-t-il infamant de se soustraire à l'employ d'assassin, lors même qu'on ne s'y soustrait pas par lacheté. Le seul moyen peut être de détruire ce reste de barbarisme, ce serait d'établir un tribunal qui connût des mauvais procédés, des manœuvres odieuses, des basses machinations, comme les autres connoissent des infractions des Loyx et qui notât de honte et de turpitude ceux qui comettent l'iniquité dans l'ombre du silence. J'ai connu Mme W. depuis le moment de son arrivée, je l'ai vüe très fréquemment, j'ai eu toute sa confiance, je ne l'ai quittée qu'après l'avoir mise dans son carosse de voyage, et j'ai constamment trouvé chez elle l'âme la plus droite et les principes de la morale la plus pure.

M. de Haller m'a extrêmement pressé pour Hanovre, et comme il mettoit beaucoup d'amitié dans son procédé, je suis allé a Berne lui faire comprendre moi-même mes raisons de refus. Je savois bien que je refusois un poste très brillant, très agréable, très lucratif, mais M. Haller ignoroit que je jouissois d'un sort très agréable et que j'étois dans une situation très riante pour un homme qui n'a point d'enfant. Les temoignages publics et particuliers d'amitié et de consideration que j'ai reçu dans cette circonstance suffiroient pour me dédomager du sacrifice que j'ai fait ; mais je voudrois bien que ce poste put passer à M. Zimmermann qui le rempliroit certainement mieux que moi. M. de Haller l'a indiqué, mais comme il est son parent, par délicatesse il n'a fait que l'indiquer. Je l'ai fortement recomandé à M. de Hochstetter parce que je suis persuadé que la Cour ne peut pas faire une meilleure acquisition.

Il a l'hôneur d'être connu de Votre Altesse dont le suffrage seroit d'un bien grand poids dans cette circonstance, et j'ose prendre la liberté de vous le recomander.

Je suis enchanté de ce que vous avés trouvé un bon air et de bonnes eaux, cela prouve un bon sol et de bonnes denrées et j'en augure bien favorablement pour des santés qui me sont si cheres, et je vous remercie, Monseigneur, d'avoir bien voulu m'apprendre que vous avez trouvé en M. Fries un médecin digne de votre confiance. Je suis très flatté de son estime.

Je finirai cette longue lettre par ou j'aurois dû la cômencer, par mes justes remerciements de cette nouvelle marque éclatante de votre bienveillance que vous venés de me donner en ecrivant à M. le P. (illisible) de. J'en suis penetré de la plus vive reconnaissance et mes expressions ne pourroient point rendre mes sentiments. Si elle avoit eu quelque effet, c'eut été un grand (illisible) pour moi que de soutenir l'idée que vous auriés donné de moi et une grande satisfaction que d'aller passer quelques jours auprès de Votre Altesse, mais l'on peut remettre l'inoculation des Archiducs en beaucoup meilleures mains, quand on appelle pour inoculer, il faut appeler quelqu'un qui ne soit qu'inoculateur, afin qu'il sache mieux son métier.

LL. EE. ont accordé 8o francs et 5 sacs de froment à la Veuve Violet, avec permission de se representer toutes les années.

J'ai l'honneur d'être avec tout le respect possible

Monseigneur,

de Votre Altesse
le très humble et très
obéissant serviter.

Tissot.

Copie d'une consultation de Tissot adressée : A son Altesse le Prince de Wurttemberg à Renens.

5 août 1768.

La possibilité d'un retour de fievre ayant eté prevue, j'espere, Monseigneur, que la Princesse n'en aura point eté inquiete, et la facon dont vous l'avés conduitte devoit nécessairement empecher la frequence de devenir trop considerable. Votre Altesse fait exactement tout ce qu'il y a a faire et rien de plus, c'est le comble de la sagesse en medecine ; deux prises de nitre ont suffit, vous vous etes arrêtés, la nature n'avoit pas besoin de davantages ; nous autres médecins qui agissons souvent par l'habitude d'agir, nous en aurions peut être donné quatre et nous aurions fait une sottise. Je ne vois rien a changer a vos dispositions pour le jour, et je vous remettrois avec une pleine confiance la direction de cas plus spéciaux que celui-ci.

Je vous veux mille grâces, Monseigneur, du manuscrist que vous m'avés fait l'honneur de m'envoyer, je le lirai, le relirai et le remettrai au premier de vos domestiques qui reviendra ici.

La pluye me réjouit beaucoup ; elle rafraîchira l'air, et la Princesse en sera beaucoup mieux. J'ai l'honneur d'être avec beaucoup de respect

Monseigneur,

Votre très humble et très

obeissant serviteur

Tissot.

Renens, où le prince de Wurttemberg habitait avec sa famille, était à cette époque un village de peu d'importance, près de Lausanne. Aujourd'hui c'est presqu'une ville avec une gare de chemin de fer qui s'étend sur un espace énorme. Il faut croire qu'anciennement Renens attirait les notabilités recherchant une paisible existence. Renens a eu le sort de bien d'autres endroits. Les chemins de fer et l'industrie moderne l'ont envahi et ont détruit le charme de la solitude.

Poitiers. — Imp. G. Roy, 7, rue Victor-Hugo.